Abnehmen Ohne Sport

1x1 der Fettverbrennung lernen und Stoffwechsel anregen

Inhaltsverzeichnis

Kapitel 1

Lebensgewohnheiten, die Dir helfen werden, Deinen Stoffwechsel anzukurbeln.

In diesem Kapitel werden wir besprechen, wie unsere täglichen Lebensgewohnheiten unseren Stoffwechsel beschleunigen können.

Guter Schlaf: Die Tiefe deines Schlafes hat einen unglaublich großen Einfluss auf deinen Stoffwechsel. Während wir schlafen, erholt und repariert sich unser Körper; wenn wir aber unter Schlafmangel leiden, produziert er mehr Ghrelin. Ghrelin signalisiert deinem Gehirn, dass du Hunger hast – selbst wenn du eigentlich nicht hungrig bist – und du isst letztendlich mehr.

Verschiedene Studien, die die Auswirkung von chronischem Schlafmangel untersuchten, zeigen, dass unser Kohlenhydratstoffwechsel bei wenig Schlaf blockiert und weniger schilddrüsenstimulierende Hormone produziert werden, zur gleichen Zeit aber mehr Stresshormon Cortisol hergestellt wird. Sowohl die National Sleep Foundation in den USA als auch die American Academy of Sleep Medicine empfehlen für die meisten Menschen mindestens 7 bis 8 Stunden Schlaf pro Nacht. Hier gibt es einige Tips für einen besseren Schlaf:

- Trinke direkt vor dem Schlafen kein Kaffein oder Alkohol.
- Gehe jeden Tag immer zur gleichen Zeit ins Bett und stehe um die gleiche Zeit auf, selbst am Wochenende.
- Vermeide kleine Nickerchen.
- Versuche weiterhin, Familiendiskussionen, körperliche Aktivität, gewalttätige Videospiele und Fernsehserien vor dem Zubettgehen zu vermeiden.

- Entspannende Übungen wie Meditation, Tiefenatmung oder “Geführtes Visualisieren” (Guided Imagery) können vor dem Schlafengehen hilfreich sein.

- Schlafe in einem ruhigen, dunklen Raum. Die Raumtemperatur sollte kühl sein. Reduziere Licht und Lärm auf ein Minimum.

Esse immer Frühstück: Ein gesundes, energiereiches Frühstück hilft deinem Stoffwechsel zu einem Kickstart und hält dein Energielevel über den ganzen Tag hoch. Auf der anderen Seite können Donuts, Waffeln, Frühstücksflocken und andere kohlenhydratreiche Lebensmittel zum Frühstück deinen Stoffwechsel herunterschrauben. Vermeide ein kohlenhydtratgeladenes Frühstück und verzehre lieber proteinreiche Speisen wie ein mageres Steak, Speck, Eier und Joghurt.

Protein verlangt eine Menge Energie von deinem Körper, um aufgespalten und verdaut zu werden und treibt dadurch deinen Stoffwechsel an. Außerdem verzehren Menschen, die normalerweise ein proteinhaltiges Frühstück bevorzugen, weniger kohlenhydratreiche Speisen über den Rest des Tages verteilt, da Proteine das Aufflammen von falschen Essensgelüsten als auch einen Heißhunger vor dem Mittagessen verhindern. Ein proteinreiches Frühstück hilft dir also, nicht nur deinen Stoffwechsel anzukurbeln, sondern auch weniger über den Rest des Tages zu essen.

Überspringe niemals eine Mahlzeite: Iss oft und überspringe niemals eine Mahlzeit. Das Auslassen einer einzigen Mahlzeit kann den Abfall deines Blutzuckerspiegels verursachen. Und falls Du das Frühstück auslässt, kann dieses sogar noch schlimmere Auswirkungen auf deine Gesundheit haben. Der Blutzucker, auch Glukose genannt, ist der Treibstoff deines Körpers. Bekommt dieser nicht genug Kraftstoff über den Tag verteilt, dann wirkt sich das auf alle anderen Organe und deinen Stoffwechsel im Generellen aus.

Wenn du eine Mahlzeit auslässt, wirst du normalerweise viel schneller müde und fühlst dich generell unwohl. Dein Körper stellt auf den Hungermodus um, um Energie zu sparen. Wenn dein Körper im Energiesparmodus ist, wird natürlicherweise dein Stoffwechsel runtergefahren. Bei der nächsten Mahlzeit wird das Essen nicht mehr vernünftig verwertet. Vermeide die traditionellen drei großen Mahlzeiten und teile dein Essen lieber auf fünf oder sechs kleine Portionen auf, inklusive drei kleiner Hauptmahlzeiten plus zwei gesunde Snacks.

Alle drei oder vier Stunden zu essen hilft jedem, der eine Diät einhalten möchte, um den normalen Hunger als auch das eventuell aufflammende Essensverlangen in Schach zu halten. Dieses Verteilen deiner Mahlzeiten führt letztendlich zu kleineren Portionen und einer besseren Lebensmittelauswahl. Kleine, aber häufige Mahlzeiten über den Tag verteilt zu essen, ist eine Spitzenmethode, um deinen Körper mit Energie zu versorgen, ohne aber Fett anzulegen. Gesunde Snacks zwischendurch halten deinen Stoffwechsel als auch deinen Blutzuckerspiegel stabil.

Bekomme genug Vitamin D ab: Du möchtest abnehmen. Vitamin D gibt deinem Stoffwechsel hierbei einen Extraschubs. Mehrere neuere Studien haben gezeigt, dass eine Verbindung zwischen Übergewicht und

Vitamin D-Mangel besteht. Dein Körper braucht Vitamin D aus vielen verschiedenen Gründen, und Vitamin D hat eine Auswirkung auf viele unterschiedliche Gesundheitsaspekte. Studien ergaben, dass Vitamin D-Mangel zu einem erhöhten Speicherfettgehalt im Körper führt als auch das Risiko für gewichtsbezogene Krankheiten erhöht.

- Weitere Studien zeigten, dass Menschen, die genug Vitamin D bekommen, zu kleineren Taillen tendieren und schneller an Gewicht verlieren als diejenigen, die an Vitamin D-Mangel leiden. Vitamin D und Kalzium arbeiten Hand in Hand zusammen. Wenn du genug Vitamin D bekommst und dabei kalziumreiche Lebensmittel konsumierst (wie zum Beispiel Milch), dann tragen beide zu Gewichtsverlust und Bauchfettreduzierung bei. Hier sind ein paar Möglichkeiten, die dafür sorgen, dass du genug Vitamin D bekommst: Setze dich 15 bis 20 Minuten täglich der Mittagssonne aus. Dieses ist ein idealer Weg, um genug Vitamin D zu bekommen.

- Wenn sich in den Wintermonaten die Sonne selten blicken lässt, kannst Du deine Vitamin D-Zufuhr durch folgende, Vitamin D-reiche Speisen optimieren: Tunfisch, Makrele, Lachs, Milch, Joghurt, Eier, Pilze, Leber und Hülsenfrüchte.
- Wie jedes andere Vitamin kannst du natürlich auch genug Vitamin D durch Nahrungsergänzungsmittel bekommen, wie zum Beispiel Lebertran

Komme mit Stress besser klar: Wenn du dich unter Druck gesetzt fühlst, produziert dein Körper als Ausgleich die Stresshormone Cortisol und Adrenalin. Die Freisetzung von Cortisol erhöht den Stoffwechsel und verbrennt Kalorien. Allerdings löst er auch Muskelgewebe für die Energiefreisetzung auf, und dieser Muskelverlust kann am Ende zu einer generellen Verlangsamung des Stoffwechsels führen. Ein oder zwei Stresssituationen haben keinen bedeutsamen Effekt, wenn man sich aber für eine lange Zeit gestresst fühlt, dann erhöht sich der Appetit auf ungesundes, kohlenhydrat- und zuckerreiches Essen und dieses führt somit zu einem Anstieg des Körperfettgehaltes. Nebenbei kann Cortisol auch unsere Insulinresistenz erhöhen: Neue Forschungsarbeiten haben eine Verbindung zwischen einem hohen Insulinspiegel und Übergewicht aufgezeigt. Hier gibt es ein paar Hinweise, wie man besser mit Stress umgehen kann:

- Betreibe Yoga
- Gehe zur Massage
- Lese positive Bestätigungen laut vor
- Höre deine Lieblingsmusik
- Tagträume für 10 Minuten
- Trinke eine Tasse Tee
- Wende Tiefenatmungsübungen an
- Meditiere
- Gehe raus in die Natur
- Streichle ein Tier

Im nächsten Kapitel werden wir besprechen, wie man sich klug ernährt und damit schlank bleiben kann.

Kapitel 2

Iss klug

Um abnehmen zu wollen, muss man sich klug ernähren. Besprechen wir doch einmal, wie wir uns auf eine kluge Ernährung umstellen können, um abzunehmen.

Iss organisch und vollwertig: Unterschiedliche Faktoren wie Alter, Geschlecht, Krankheiten sowie die in Nahrungsmitteln enthaltenen Chemikalien haben eine Auswirkung auf die Stoffwechselrate einer Person. Viele finden organische Vollwertkost fade und langweilig. Diese aber sind in Wirklichkeit geschmackvoll und extremst nahrhaft. Abgepackte Lebensmittel enthalten häufig Toxine und Reste von Chemikalien, die einen negativen Effekt auf deine Stoffwechselrate haben können. Da deine Stoffwechselrate sowieso schon niedrig ist, nimmst du trotz kleinerer Portionen schneller zu. Deshalb empfehlen Gesundheitsexperten eine vollwertige Kost, frei von chemischen Fremdstoffen. Neben organischen Lebensmitteln ist weiterhin bekannt, dass Gewürze wie Zimt, Cayennepfeffer, Schwarzer Pfeffer, Ingwer, Zwiebelpulver und Senfsamen unseren Stoffwechsel verbessern

Iss Proteine: Um dein verzehrtes Essen in Energie umzuwandeln, verbrennt dein Körper ungefähr 10% der Kalorien, die du konsumierst. Dieses wird „Der thermische Effekt der Nahrung" oder „Thermogenese der Nahrung" genannt. Im Vergleich mit Fett oder Kohlenhydraten hat Protein einen größeren thermischen Effekt. Das heißt, dass dein Körper mehr Kalorien zu Energie umwandelt, wenn du Proteine isst. Der Prozess der Proteinverdauung fördert deinen Stoffwechsel mehr als jeder andere Nährstoff. Weiterhin hilft dir eine proteinreiche Diät, weniger zu essen, da du dich schneller satt fühlst. Beziehe in jede Mahlzeit eine magere Proteinquelle mit ein, wie zum Beispiel Hühnchen, Fisch, Käse, Bohnen oder Erdnussbutter.

Rohfaserreiche Lebensmittel: Iss rohfaserreiche Lebensmittel, um deinen Stoffwechsel anzutreiben. Rohfasern sind unverdaulich, welches bedeutet, dass dein Körper diese nicht verwerten kann, dieses aber trotzdem versucht. Dieser Verdauungsversuch verbrennt am Ende mehr Kalorien. Somit kann das Essen von rohfaserreichen Lebensmitteln dabei helfen, mehr Kalorien zu verbrennen als durch den Verzehr von anderen Nahrungsmitteln, wie zum Beispiel raffinierten Kohlenhydraten. Gesundheitsexperten empfehlen, dass deine Diät mindestens 30gr an Rohfaser enthalten sollte. Rohfaserreiche Lebensmittel sind unter anderem grüne Blattgemüsesorten, Fisch und Früchte, wie zum Beispiel Beeren.

Iss Lebensmittel reich an Omega-3-Fettsäuren: Wie du bereits weißt, führen hohe Insulinspiegel zur Fettspeicherung im Körper. Omega-3-Fettsäuren verringern das Insulinniveau und fördern den Gewichtsverlust. Konsumiere eine ausgewogene Diät durch das Einbeziehen von Omega-3-reichen Lebensmitteln. Diese helfen dir beim Abnehmen und verbessern deine Gesundheit und Wohlbefinden. Dein Ziel sollte sein, mindestens ein Omega-3-reiches Nahrungsmittel pro Tag zu essen. Einige Beispiele sind:

- Entscheide dich anstelle von Caesar- oder sahnigem Ranchdressing für Raps-, Soya- oder Olivenöl-Salatdressing.
- Werte deine Salate, Haferflocken oder Joghurts mit Walnüssen oder Leinsamen auf.
- Iss mindestens zwei Portionen fettreichen Fisches pro Woche, wie zum Beispiel Sardinen, Tunfisch oder wilden Lachs.

Iss selenium-, eisen- und zinkreiche Lebensmittel: Selenium, Eisen und Zink sind unterschiedliche Nahrungsmittelbestandteile, haben aber Eines gemeinsam. Deine Schilddrüse (die ja deinen Stoffwechsel steuert) braucht alle drei, um richtig funktionieren zu können. Studien zeigen, dass eine Diät, die arm an Selenium, Eisen und Zink ist, die Fähigkeit der Schildrüse verringert, genug ihrer Hormone zu bilden, welches dann weiterhin zu einem verlangsamten Stoffwechsel führt. Beziehe zinkreiche (Spinat, Rindfleisch,

Shrimps, Leinsamen, Kürbissamen, rote Bohnen), seleniumreiche (Pute, Rinderleber, Hühnchen, Sardinen, Paranüsse) und eisenreiche Lebensmittel (Schweinefleisch, Geflügel, rotes Fleisch, Seafood, dunkelgrünes Blattgemüse) in deine mit Diät ein.

Vermeide Lebensmittel, die einfache Kohlehydrate und Zucker enthalten: Verschiedene Studien haben gezeigt, dass der Verzehr von raffinierten, einfachen kohlehydrat- und zuckerreichen Lebensmitteln den Anteil an Fett, das sich am Bauch und um unsere Verdauungsorgane befindet, erhöht. Am Besten ist es, wenn du deine Kohlenhydrate aus Vollwertkost beziehst. Neben den langsam verdaulichen Kalorien liefern vollwertige Lebensmittel Rohfasern, Mineralien und Vitamine. Hier sind einige Vorschläge, wie du deine Kohlenhydrate auswählen solltest.

- Entscheide dich für eine abwechslungsreiche Auswahl an unverarbeiteten Lebensmitteln. Dies können Gemüse, Vollkornprodukte, frische und konservierte Bohnen und

Hülsenfrüchte als auch fettfreie oder fettarme Milchprodukte sein.

- Lese dir die Etikette von abgepackten, konservierten und gefrorenen Lebensmitteln durch.
- Ersetze die Hälfte deiner Getreideprodukte durch Vollkornprodukte.
- Falls du dich entscheidest, raffinierte Getreideprodukte zu essen, gehe sicher, dass diese mit Vitaminen und Mineralien angereichert sind.
- Wähle ganze Früchte und 100%ige Fruchtsäfte ohne Zuckerzusatz aus.
- Begrenze deinen Konsum von gezuckerten Getränken, Süßigkeiten und Alkohol.
- Meide kohlenhydratreiche Snacks.

Vermeide Transfette: Transfette verbessern die Textur und den Geschmack von Lebensmitteln, führen aber zu Fettablagerungen im Bauchraum und zur

Gewichtszunahme. Sie erhöhen ferner das Risiko für verschiedene chronische Krankheiten wie Typ-2-Diabetes, Herzerkrankungen und Schlaganfall. Lese dir immer die Etikette durch, wenn du abgepackte Lebensmittel kaufst und schaue nach Aufschriften wie „Gehärtetes Fett" und „Pflanzliches Fett, zum Teil gehärtet".

Hier sind einige Lebensmittel aufgeführt, die Transfette enthalten können:

- Tiefkühlpizza
- Frittiertes Fastfood
- Doughnuts
- Mit Sahne gefüllte Süßigkeiten
- Mikrowellenpopcorn
- Kräcker
- Margarine
- Frühstückssandwiche
- Kuchen, Torten und Kekse
- Spritzgebäck

Iss Lebensmittel, die dich bei wenig Kalorien schnell satt machen: Durch das Auswählen von Lebensmitteln, die weniger Kalorien pro Gramm enthalten, kannst du eine größere Portion essen, dich dabei gesättigt fühlen und letztendlich weniger Kalorien auf dein Konto buchen. Du möchtest abnehmen und deshalb sollte dein Ziel sein, mehr an kalorienarmen Lebensmitteln zu verzehren. Diese drei Schlüsselfaktoren spielen eine große Rolle, um die Energiedichte eines Nahrungsmittels bestimmen zu können, sprich, ob es arm oder reich an Kalorien ist:

- Fett: Fett ist ein hochenergiereiches Nahrungsmittel. Zum Beispiel kann ein Stückchen Butter genausoviel Energie haben wie 2 Tassen rohen Brokkolis.

- Rohfaser: Rohfaserreiche Lebensmittel werden länger verdaut und lassen dich mit weniger Kalorien satt werden.

- Wasser: Früchte und Gemüse haben einen hohen Wassergehalt und sind daher energiearme Nahrungsmittel.

Beziehe immer Vollkornprodukte und viele frische Früchte und Gemüse in deine Diät mit ein. Diese werden dich mit weniger Kalorien satt machen.

Kapitel 3

Trink dich dünn

In diesem Kapitel besprechen wir, wie du dein Gewicht durch kluges Trinken halten kannst.

Erhöhe deinen Wasserkonsum: Wassertrinken hilft beim Abnehmen. Einige Studien zeigten, dass Menschen, die mehr Wasser tranken, abnahmen. Und Wasser verringert deinen Appetit. Hier sind einige Zahlen für dich:

- Wenn du deinen Wasserkonsum um 1 Tasse Wasser erhöhst, reduzierst du deine Gewichtszunahme um 0,13kg in einem Jahr.
- Eine Tasse Wasser anstelle eines gesüßten Getränkes hilft, die

Gewichtszunahme um weitere 0,5kg in einem Jahr zu reduzieren.

Hier kommt die wichtige Frage: Wieviel Wasser soll ich pro Tag trinken? Habe immer eine Flasche bei dir. Gesundheitsexperten empfehlen, dass du 2 Liter Wasser am Tag trinken solltest.

Trinke grünen Tee, um abzunehmen: Mehrere Studien ergaben, dass das Kaffein und die Flavonoide in grünem Tee die Stoffwechselrate anheben, die Fettverbrennung ankurbeln und die Insulinaktivität verbessern. Neben dem Vorteil, beim Abnehmen zu helfen, enthält grüner Tee auch noch gehirnstimulierende und krebsvorbeugende Substanzen. Du musst nicht wirklich große Mengen an grünem Tee trinken, nur 2,5 Tassen sind genug, um deinen Stoffwechsel anzuschubsen. Bevorzuge Matchatee, da er von allen Teesorten die meisten Antioxidantien und Nährstoffen enthält. Du musst nur beim Aufgießen extravorsichtig sein, da kochendes Wasser den Katechingehalt in grünem Tee senkt. Bringe das Wasser zum Kochen, lasse es für 10

Minuten ruhen, gieße dann deinen Tee auf und lasse ihn für einige Minuten ziehen.

Tee unterdrückt deinen Hunger auf natürliche Art und Weise.

Tee kann dir dabei helfen, einen übergroßen Appetit zu bekämpfen und somit ungewünschte Pfunde loszuwerden. Kräutertees sind sehr hilfreich, aber man muss Vorsicht waren. Zuviel Tee auf einen leeren Magen kann negative Nebenwirkungen wie Schwindel und Durchfall hervorrufen. Hier sind einige Tees, die dir bei der Bezwingung deines Hungers helfen

- **Yerba Mate**: Es wird gesagt, dass „Yerba Mate die Stärke von Kaffee hat, die gesundheitlichen Vorteile von Tee besitzt und die Euphorie von Schokolade hervorruft." Dieser Tee hält dich wach, kurbelt den Stoffwechsel an und unterdrückt Hunger. Das Kaffein in Yerba Mate hilft, überschüßiges Körperfett zu verbrennen und wirkt harntreibend.

- **Pfefferminztee:** Pfefferminze wird genutzt, um Schmerzen, Angstgefühle und Verdauungsprobleme zu mindern und hilft durch das Unterdrücken von Hungergefühlen bei der Gewichtsabnahme. Anders als andere Teesorten unterdrückt der Geruch von Pfefferminze falschen Hunger. Der Pfefferminzgeruch wirkt auf den Hypothalamus in unserem Gehirn ein, welcher dann schüttet Hormone ausschüttet, die deine Hungergefühle unterdrücken.

- **Ginsengtee**: Sibirischer Ginseng hilft, den Blutzuckerspiegel zu stabilisieren und Hungergefühle zu unterdrücken. Jedoch solltest du dich bei diesem Tee einschränken, falls du unter hohem Blutdruck und Angstgefühlen leidest.

- **Süßholztee:** Süßholz ist eine süße Wurzel, welche das Verlangen nach Süßigkeiten verringert als auch hilft, einen gesunden Blutzuckerspiegel zu halten. Die Wurzel der Lakritzpflanze wird zuerst getrocknet und dann geschält, um diesen Tee herzustellen.

- **Fencheltee**: Fenchel wirkt als ein natürliches Hungerbekämpfungsmittel und reduziert aktiv Fett und Schleim in deinem Verdauungstrakt. Fencheltee wirkt weiterhin harntreibend und enthält Kalium, Kalzium, Magnesium und Antioxidantien.

- **Löwenzahntee:** Löwenzahntee verringert dein Verlangen nach Süßigkeiten und hilft, deinen Stoffwechsel anzuregen. Du kannst Löwenzahnwurzeln für den Tee nutzen. Koche einfach 2 oder 3 Teelöffel Wurzelpulver auf eine Tasse Wasser und lasse alles für 10 bis 15 Minuten ziehen.

Kapitel 4

Halte deinen Heißhunger in Schach

In diesem Kapitel werden wir besprechen, wie du Heißhunger verbannen und exzessive Essensgelüste unterdrücken kannst.

Gründe für übermäßigen Heißhunger

1. **Emotionelle Auslöser:** Stress, Traurigkeit, Langeweile, ein niedriges Selbstwertgefühl und negative Gedanken regen falsche Hungergefühle an und führen zu Essenskonsum im Übermaß. Wenn du deine Arbeit verlierst, unter einer schmerzhaften Trennung leidest oder einfach nur einen schlechten Tag hast, verführt dich dieses zum Essen. Denke aber immer daran, dass diese falschen

Hungergefühle schnell innerhalb einer Stunde verfliegen. Deshalb solltest du kohlenhydrat- und zuckerreiche Speisen vermeiden und anstelle dessen lieber auf gesündere Lebensmittel zurückgreifen oder etwas machen, dass deine Stimmung anhebt.

2. **Endorphine – Hormone, die deine Stimmung aufhellen :** Zucker, Kohlenhydrate, Schokolade und selbst Salz heben die Produktion von Endorphinen im Körper an. Endorphin ist ein natürlich produziertes Hormon, welches uns entspannt. Diese werden auch hergestellt, wenn wir Sport treiben oder schlafen. Wenn wir also die oben genannten Lebensmittel essen, fühlen wir uns besser und verlangen nach mehr. Im Prinzip wirken sie wie Drogen, die ihre Konsumenten abhängig machen.

3. **Niedrige Serotoninspiegel:** Serotonin ist ein „Ich fühl mich spitze"-Neurotransmitter, der in deinem Körper produziert wird. Wissenschaftler glauben, dass dieser einen starken

Einfluß auf unseren Appetit, Verdauung und Gemütszustand hat. Der Verzehr von Zucker und Kohlenhydraten erhöht die Herstellung von Serotonin im Körper und lässt uns dadurch momentan unglaublich gut fühlen. Wenn also unser Serotoninspiegel und dadurch unsere Stimmung am Boden sind, denkt sich unser Gehirn: „Oh, dieser Bagel oder Schokoriegel kriegen das schon wieder hin!" Ein niedriger Serotoninspiegel kann auf mehrere Gründe zurückgeführt werden, unter anderem auf Alkoholkonsum, Angstgefühle, Depression, eine schlechte Darmflora und Zwangsstörungen. Falls du unter einer dieser Konditionen leidest, sinkt dein Serotoninspiegel und dein Körper schlägt einen falschen Hungeralarm an, der dich letztendlich zum Essen von Kohlenhydraten und Zucker verführen kann, um dadurch deine Serotoninproduktion anzutreiben.

4. **Happy Casomorphine:** Wissenschaftliche Studien haben ergeben, dass das Protein Casein, welches in Milchprodukten enthalten

ist, zur Herstellung von körpereigenen Opiaten, Casomorphine genannt, führt. Casomorphine lassen dich fantastisch fühlen, genauso wie jedes andere Suchtmittel, das du an einer dunklen Straßenecke kaufen könntest. Käse ist also ein weiteres abhängig machendes Lebensmittel.

5. **Eine schlechte Darmflora**: Wie du bereits weißt, wird ein niedriger Serotoninspiegel mit deinem Heißhunger in Verbindung gebracht. Dein Darm ist der Hauptproduzent von Serotoninen. Um eine optimale Serotoninproduktion zu erhalten, müssen deine Verdauungsorgane in bester Verfassung sein, sodass sie effektiv die Nährstoffe aus deinem Essen absorbieren können. Dadurch wird genug Serotonin produziert, um dich gut fühlen zu lassen und falsche Hungergefühle unterdrücken können. Dieser Prozess hängt vom optimalen Gleichgewicht zwischen „guten" Bakterien und einem gesunden Niveau von Verdauungsenzymen ab. Wenn also schädliche Bakterien die Oberhand

bekommen, werden diese zu stärkeren Hungergefühlen führen, die dich letztendlich überwältigen können. Erhalte und Pflege die Anzahl der guten Bakterien durch den Verzehr von fermentierten Lebensmitteln, die Einnahme von Probiotika (falls nötig) und dem Einhalten von darmgesunden Essgewohnheiten. Dadurch kannst du deinen Darmfrieden sicherstellen und falsche Essensgelüste vermeiden.

Kontrolliere deinen Appetit und gehe richtig mit übermäßigem Heißhunger um.

Hier sind einige Vorschläge, wie du dich an gesunde Essgewohnheiten gewöhnen kannst, die dir letztendlich helfen werden, mit übermäßigen Essensgelüsten umzugehen:

- **Iss einen großen Salat:** Ernährungsstudien zeigen, dass Leute durch den Verzehr eines großen Salates zum Mittag- oder Abendessen im Generellen weniger Kalorien in einer Mahlzeit zu sich nehmen. Ein gesunder

Salat sollte Tomaten, Römersalat, Karotten, Gurken und Sellerie enthalten, kombiniert mit einem fettarmen oder fettfreien Dressing. Vermeide fettige Salate.

- **Iss mehr rohfaserreiche Lebensmittel:** Mehrere Studien fanden heraus, dass man mit dem Essen von einer guten Portion einer rohfaserreichen Speise falsche Hungergefühle senken konnte. Iss also mehr rohfaserreiche Lebensmittel wie Gemüse, Vollkorn, Früchte und Bohnen. Diese Nahrungsmittel enthalten weiterhin viel Wasser und lassen dich am Ende für eine lange Zeit weitaus gesättigter fühlen.

- **Iss mehr Suppe:** Starte eine Mahlzeit mit einer Brühe oder einer Gemüsesuppe. Diese hilft dir, weniger kohlenhydratreiche Speisen zu essen.

- **Trinke Milch und andere fettarme Milchprodukte:** Das Trinken von fettarmer Milch wirkt als ein Appetithemmer.

- **Iss ein bisschen Fett mit deinen Kohlehydraten:** Iss eine kleine Menge Fett mit deinen Kohlenhydraten, übertreibe es aber nicht. Fett hilft, Leptin auszuschütten, welches deinen Appetit sinkt. Studien haben ergeben, dass ein Mangel an Leptin einen unersättlichen Appetit auslösen kann. Da du das Gegenteil möchtest, musst du ein bisschen Fett zu deinen Kohlenhydraten dazugeben und deinen Appetit kontrollieren.

- **Eine Orange oder eine Grapefruit hilfen, den Hunger fernzuhalten:** Studien zeigen, dass der Verzehr von kalorienarmen Früchten wie Orangen oder Grapefruit, die reich an löslichen Fasern sind, uns hilft, länger satt zu bleiben und unseren Blutzuckerspiegel konstant zu halten. Dieses hilft uns letztendlich, unseren Hunger zu kontrollieren.

- **Wähle einen gesunden Ersatz zum Essen aus:** Wenn du ein Verlangen nach Kartoffelchips spürst, probiere lieber gebackene Tortillachips aus. Als Ersatz für Eis kannst du zucker- und fettfreie Eiskrem oder Frozen Joghurt verzehren.

- **Iss Nüsse:** Nüsse erhalten Rohfaser als auch Protein und sättigen schnell.

- **Oft ist Hunger ein Signal, dass du trinken musst:** Trinke mindestens 8-10 Gläser Wasser am Tag.

- **Iss Soya:** Soyabohnen enthalten Fett, Protein und Kohlenhydrate. Damit zählt Soya zu den besser sättigenden Lebensmitteln und hilft, deinen Hunger in Schach zu halten.

Angewohnheiten, die dir helfen, deine Esslust zu senken

1. Überlege Dir, ob du Intervallfasten durchführen möchtest. Dieses hat heutzutage an Beliebtheit gewonnen und ist eine Diätmethode, bei der du 16 bis 20 Stunden fastest und danach deine Mahlzeiten in einer kurzen Zeit einnimmst.

2. Iss langsam. Verschiedene Studien beweisen, dass es ungefähr 20 Minuten dauert, bis das Signal, dass unser Magen voll ist, an das Gehirn übermittelt wird und man aufhören sollte, zu essen. Iss also langsam und gib deinem Gehirn eine Chance, mit dem Magen auf eine Wellenlänge zu kommen und ein Überfüllen des Magens zu vermeiden.

3. Wenn du Hunger hast, schiebe deine Mahlzeit ein bisschen nach hinten auf. Sag dir selbst, dass du später essen wirst und fahre mit deiner Arbeit fort. Wenn du nach 20-30 Minuten immer noch hungrig bist, iss

ein paar Nüsse oder eine kleine Frucht und unterdrücke damit deinen Hunger.

4. Entspanne mit Meditation und Tiefenatmung. Stress verführt dich dazu, mehr zu essen.

5. Gewöhne dich an ein festes Essensschema. Erstelle dir einen gesunden Essensplan, wie zum Beispiel 3 Hauptmahlzeiten und 2 kleine Snacks pro Tag. Nutze dein Handy, um dich an deine festen Essenszeiten zu gewöhnen.

6. Putze deine Zähne und gurgel mit antibakterieller Mundspülung. Ein Teil deines Hungers ist Geschmack und die Mundspülung wird den Geschmack in deinem Mund ersetzen.

7. Meide Alkohol. Versuche Genussmittel wie koffeinhaltige Getränke, Zigaretten und Amphetamine, zu vermeiden.

8. Mach Gesund Essen nicht zu deiner Obsession. Erlaube dir schwache Momente und iss ab und zu eine kleine Menge deines Wohlfühlessens. Laut Gesundheitsexperten darfst du dir 20% ungesunden Essens erlauben, solange die anderen 80% aus ausbalancierter und gesunder Nahrung bestehen.

9. Treibe 1 Stunde Sport pro Tag.

10. Setze dich 1 bis 2 Stunden pro Tag dem Sonnenlicht oder Tageslicht aus.

11. Schlafe genug.

12. Führe ein Essenstagebuch. Dieses wird dir dabei helfen, deinen Nahrungskonsum und die Auslöser von Heißhunger zu verfolgen.

Erfinderische Möglichkeiten, deinen Hunger zu unterdrücken

- **Beziehe Essig in deine Diät mit ein:** Organischer Rotweinessig oder Apfelessig helfen, die Nahrung länger in deinem Magen zu behalten und deine Verdauung zu verbessern. Essig hilft weiterhin, das Hungerhormon Ghrelin zu reduzieren als auch den Blutzuckeranstieg nach einer Mahlzeit zu verhindern.

- **Drücke deine Ohrläppchen oder Nase für 10 Sekunden:** Diese Akupressurmethode ist ein altertümliches Geheimnis. Bei einer normalen Akupunktursitzung werden diese Punkte zusammengedrückt, um die Energiebalance wiederherzustellen. Auf der anderen Seite kann Verstopfung ein Ungleichgewicht hervorrufen und somit Heißhunger auslösen.

- **Iss von einem blauen Teller:** Studien zeigen, dass die Farbe Blau ein natürlicher Appetithemmer ist, da blau selten in unserer natürlichen Nahrung zu finden ist. Deshalb haben unsere Körper auf blau keine Appetitantwort. Im Gegensatz dazu fanden Wissenschaftler heraus, dass rot, gelb und orange appetitanregend wirken und man dadurch mehr isst.

- **Putze deine Zähne, wenn dich der Hunger überfällt:** Der Geschmack von Zahnpasta trickst dein Gehirn aus, da es dadurch vorgetäuscht bekommt, dass du schon gegessen hast. Dieses reduziert weiterhin deinen Hunger für ein paar Stunden, da das Essen direkt nach dem Zähneputzen schrecklich schmeckt. Sei vorsichtig, um dir nicht das 5malige Zähneputzen pro Tag anzugewöhnen. Zuviel davon kann deinen Zahnschmelz wegputzen. Putze 2 bis 3 Mal täglich. Du kannst als Ersatz zuckerfreien Minzkaugummi kauen, um den Hunger zu bekämpfen.

- **Zünde eine Kerze mit Vanillegeruch an:** Ein beliebter Glaube ist, dass Vanillegeruch das Verlangen nach Schokolade und Zucker mindert. Man nennt dieses auch das „Weihnachtsessen-Syndrom“: Die Person, die für lange Zeit gekocht hat, kann nichts mehr essen, da ihr Appetit durch die stundenlangen Essensgerüchte gemindert worden ist.

Abschluss

Wie du sehen kannst, bietet dieses Buch einfache, aber wirkungsvolle Strategien zum Abnehmen ohne Sport. Folge den Ratschlägen in diesem Buch und du wirst einen sichtbaren Unterschied in deinem Körperfettgehalt innerhalb einiger Wochen feststellen. Viel Glück!

Impressum

Impressum und Verlag: Marie Stern c/o Papyrus Autoren-Club, R.O.M. Logicware GmbH Pettenkoferstr. 16-18, 10247 Berlin

Cover-Foto: © NinaMalyna / www.shutterstock.com

Wichtiger Hinweis:

Die in diesem Buch enthaltenen Informationen dienen ausschließlich informativen Zwecken und dürfen unter keinen Umständen als Ersatz für eine professionelle Beratung oder Behandlung durch ausgebildete und anerkannte Ärzte angesehen werden. Diese beinhalten keinerlei Empfehlungen bezüglich bestimmter Diagnose- oder Therapieverfahren. Die Inhalte dürfen niemals als eine Aufforderung zur Selbstbehandlung oder als Grundlage für Selbstdiagnosen und -medikation verstanden werden. Die Informationen spiegeln lediglich die Meinung des Autors wieder. Der Autor übernimmt für die Art oder Richtigkeit der Inhalte keine Garantie, weder ausdrücklich noch impliziert.

Sollten Inhalte des Buches gegen geltendes Recht verstoßen, dann bittet der Autor um umgehende Benachrichtigung. Die betreffenden Inhalte werden dann umgehend entfernt oder geändert.

Haftung für Links

Das Buch enthält Links zu externen Webseiten Dritter, auf deren Inhalte wir keinen Einfluss haben. Deshalb können wir für diese fremden Inhalte keine Gewähr übernehmen. Für die Inhalte der verlinkten Seiten ist stets der jeweilige Anbieter oder Betreiber der Seiten verantwortlich. Die verlinkten Seiten wurden zum Zeitpunkt der Verlinkung auf mögliche Rechtsverstöße überprüft.

Rechtswidrige Inhalte waren zum Zeitpunkt der Verlinkung nicht erkennbar. Eine permanente inhaltliche Kontrolle der verlinkten Seiten ist jedoch ohne konkrete Anhaltspunkte einer Rechtsverletzung nicht zumutbar. Bei Bekanntwerden von Rechtsverletzungen werden wir derartige Links umgehend entfernen.

26507443R00029

Printed in Poland
by Amazon Fulfillment
Poland Sp. z o.o., Wrocław